KOMPLETTE PALÄOLITHISCHE ERNÄHRUNG FÜR ANFÄNGER

ERLAUBTE UND NÜTZLICHE LEBENSMITTEL, VERBOTENE LEBENSMITTEL, GRUNDLAGEN UND GESCHICHTE DIESER ERNÄHRUNGSWEISE

Jessy M. Brown

Inhaltsverzeichnis

Einführung: Eine neue Realität

Ob es dir gefällt oder nicht, die Gesundheit unserer Gesellschaft ist schlecht und wird immer schlechter.

Mit der Weiterentwicklung der Technologie entwickelt sich auch der Komfort, und die Bestellung von Lebensmitteln ist buchstäblich so einfach wie ein Knopfdruck. Die Zeiten, in denen Sie Ihr eigenes Essen finden oder gar in ein Restaurant zum Abendessen fahren mussten, sind längst vorbei.

Das Kochen von Abendessen erscheint immer weniger attraktiv, verglichen mit dem Komfort des Essens und der Wahl zwischen Abendessen, Catering-Service, Fast Food und Take-away.

Nach Angaben der Academy of Nutrition and Dietetics ist Diabetes heute allein in den Vereinigten Staaten die siebtgrößte Todesursache.

Typ-2-Diabetes ist aufgrund schlechter Entscheidungen im Lebensstil, wie zu viel ungesundes Essen und zu wenig Bewegung, auf dem Vormarsch. "Globesity", ein von der Weltgesundheitsorganisation geprägter Begriff zur Beschreibung der globalen Adipositas-Epidemie, ist ebenfalls ein weiteres Problem. Diese Zahlen steigen weiter an, ebenso wie Gesundheitsprobleme und damit verbundene Krankheiten.

Während Regierungen und lokale Gemeinschaften beginnen, die Auswirkungen von Fettleibigkeit, Diabetes,

Bluthochdruck usw. aufgrund schlechter
Entscheidungen im Lebensstil zu spüren,
steigt das Bewusstsein.

   Billige und verarbeitete Lebensmittel
sind so einfach zu bekommen und
überfordern die Regale der Supermärkte.
Werfen Sie Schreibtischjobs, lange Reisen
oder Verschiebungen und Elektronik in der
Mischung weg, und wir sitzen viel herum
und sehr wenig, um verarbeitete
Lebensmittel zu verbrennen.

   Amerikaner gaben vor neunzig Jahren
etwa 25 Prozent ihres Nettoeinkommens
für Lebensmittel aus, so eine Studie von
RAND darüber, warum Amerikaner so fett
sind. Derzeit geben wir weniger als 1
Milliarde Euro für den Bau aus.

   zehn Prozent dieses Einkommens in
Form von Lebensmitteln. Aber wir essen

sicherlich nicht weniger, wir essen mehr, ungesünder und billiger.

Aber vielleicht sehen wir endlich einen Wendepunkt. In den letzten drei Quartalen verzeichnete McDonalds insgesamt einen Umsatzrückgang von rund 3,3%, was auf einen geringeren Verbrauch von Fast Food hinweisen könnte.

Mit den Medien, die über die Adipositasepidemie und die Gesundheit und Lebensqualität berichten, sinken einige Menschen langsam ins Licht. Dokumentarfilme wie Fed Up zeigen die Bedenken von Lebensmittelherstellern, die sich nur auf Vorteile und nicht auf die Gesundheit verlassen, und wie Zusatzzucker in mehr als 80% der Lebensmittel im Supermarkt vorkommt.

Wir sind vielleicht noch weit davon entfernt, in die "gute alte Zeit" zurückzukehren, wo das Abendessen mit dem, was im Garten war, zubereitet wurde und verarbeitete Lebensmittel fast unbekannt waren. Aber das Beste, was wir tun können, ist zu erfahren, warum gesunde Entscheidungen die beste Wahl für langfristige Gesundheit und Lebensqualität sind.

Mit der Weiterentwicklung der Technologie werden unsere Möglichkeiten weiter wachsen. Indem wir weise machen, können wir helfen, diese wachsende Epidemie zu bekämpfen und einzudämmen.

Deshalb möchte ich Ihnen heute einen kurzen Überblick für Anfänger über eine der besten Entscheidungen geben, die Sie hinsichtlich der allgemeinen Gesundheit und einer natürlichen Ernährungsweise

treffen können. Die Paläo-Diät....Keine
Sorge, wenn Sie nicht wissen, was sie ist,
in den nächsten Momenten werden Sie
entdecken, warum sie eine der am
häufigsten kommentierten Diäten der
letzten Zeit war.

Lasst uns eintauchen in.....

Was die paläolithische Ernährung wirklich ist

Wenn Sie nicht wissen, was die Paläo-Diät ist oder noch nie davon gehört haben, machen Sie sich keine Sorgen, in diesem ersten Kapitel werden wir genau untersuchen, worum es bei dieser Ernährungsweise geht.

In seiner Essenz ist der Paleo viel mehr ein Lebensstil als eine Diät. Ein Paleo-Lebensstil besteht darin, echte, vollständige und natürliche Lebensmittel zu essen und auf alle verarbeiteten Lebensmittel zu verzichten.

Die moderne Ernährung ist genau das, sie ist modern. Die Menschen aßen den Paläo-Stil seit Beginn der Zeit vor Beginn der Agrarrevolution, wo wir Getreide und zuckerhaltige Lebensmittel sowie verarbeitete Lebensmittel zu essen begannen.

Die Idee hinter Paleo ist es, diese verarbeiteten Lebensmittel, Chemikalien, pflanzlichen Öle und andere neue Ergänzungen der modernen Ernährung zu eliminieren, die sich nachteilig auf unseren Lebensstil auswirken können, von der Art und Weise, wie wir uns zu unserem Energieniveau bewegen, bis hin zu dem, was wir jeden Tag fühlen.

Während all der Jahre, in denen wir Paläo aßen, waren Menschen Jäger und Sammler. Sie aßen Fleisch und Obst wie Beeren, wenn sie in der Saison waren. Das bedeutete auch, dass sie sich viel bewegten und sehr aktiv waren. Sie mussten stark und fit sein, um zu überleben. Ihr Körper wurde konditioniert, um Fett effizient als Brennstoff und Energie zu nutzen, nicht als Kohlenhydrate.

Mit der Zeit entstand die Landwirtschaft und die menschliche Ernährung änderte sich drastisch.

Die Agrarrevolution ereignete sich vor etwa 10.000 Jahren und führte Getreide wie Weizen und Brot in unsere Ernährung ein.

Die heutige moderne Ernährung enthält unter anderem erhebliche Mengen an Gluten. Gluten war im Paläolithikum nicht vorhanden. Dinge wie Weizen, Roggen, viele Getreidesorten und Gerste enthalten Gluten. Es wurde erkannt, dass Gluten Entzündungen im Darm verursacht und durch Prominente wie Kelly Ripa, die die Einnahme von Gluten eingestellt haben, weit verbreitet ist.

Es ist auch theoretisch (nicht bewiesen), dass Gluten eine Rolle bei der Erhöhung des Risikos für einige Arten von Krebs sowie Herzerkrankungen spielen kann.

Ein weiterer Bestandteil der modernen Ernährung, der mit möglichen gesundheitlichen Problemen zusammenhängt, ist der von Lektinen. Die Lektine sind in den Körnern vorhanden. Sie belasten unseren Magen-Darm-Trakt, was die Heilung sehr erschwert.

Vergessen wir nicht den Zucker. Zucker ist heute überall und überall. Zucker muss verbrannt werden, aber ein weiterer Aspekt der modernen Zeit ist der sitzende Lebensstil der Menschen.

Alle setzen sich hin. Sie sitzen bei der

Arbeit, sie sitzen auf der Couch, um fernzusehen, sie sitzen auf ihren Computern, sie setzen sich hin, um Social Media und Textnachrichten auf ihren Smartphones zu überprüfen. Die Menschen bewegen sich nicht mehr wie bisher und verbrennen daher keine Kalorien wie bisher. Dies wird zu einem großen Problem, wenn es um den Zuckerverbrauch geht.

Im Paläolithikum waren die Menschen dünn, stark und fit. Sie bewegten sich, fast den ganzen Tag, jeden Tag. Sie bauten keine Pflanzen an oder bauten sie nicht an. Wie ich bereits erwähnt habe, jagten und sammelten sie. Sie folgten dem Essen. Sie würden nicht auf ihrem Apple iStone Tablet sitzen und spielen. Wenn sie es täten, würden sie verhungern.

So verbrennt der gesamte Zucker, der in

der modernen Ernährung konsumiert wird, was schlimm genug ist, nicht einmal aufgrund des sitzenden Lebensstils. Das bedeutet Energiespitzen und -schocks und damit verbundene Gesundheitsprobleme wie Diabetes und Blutdruckprobleme.

Einer der großen Mythen, die die Paläo-Diät zerstreut hat, ist die altmodische Vorstellung, dass der Verzehr von Fett einen fett macht.

Dies war ein großes Problem, als der Kohlenhydratwahn in den 80er Jahren begann und jeder von der Menge an Kalorien besessen war, die er zu sich nahm. Nahezu alle bestehenden Lebensmittel erhielten eine fettarme oder fettfreie Version. Aber das meiste davon wurde durch Zucker ersetzt!

Fett ist ein wichtiger Nährstoff für

unsere Gesundheit. Nahrungsfett ist notwendig für einen optimalen, gesunden und gut funktionierenden Körper. Es sind all die Chemikalien, Konservierungsmittel und Zucker, die unseren Diäten hinzugefügt werden, die zu Gewichtszunahme, Gesundheitsproblemen, Energieproblemen und mehr führen.

Welche Fette sollte ich essen, wenn ich viel gesünder sein will?

Der erste zu beachtende Punkt ist, dass nicht alle Fette gleich sind. Der zweite Punkt, an den man sich erinnern sollte, ist, dass man durch den Verzehr von Fett nicht dick wird. In der Tat, sollten Sie die richtigen Fette für eine gute Gesundheit zu sich nehmen. Fette machen Sie glücklich und bieten Ihnen eine Reihe von Vorteilen wie die Verringerung des Krebsrisikos, die Stärkung Ihres Immunsystems und sogar die Unterstützung beim Abnehmen.

Ja! Du musst Fett essen, um Fett zu verlieren.... aber du musst die richtigen Fette essen.

Das Problem in diesen Tagen ist, dass die meisten Menschen ungesunde Fette konsumieren, die aus hydrierten Ölen stammen. Viele Menschen sind sich nicht bewusst, wie ungesund die von ihnen konsumierten Pflanzenöle sind. Die Öle werden als gesund vermarktet und aus natürlichen Lebensmitteln wie Sojabohnen, Mais, etc. hergestellt.

In der Tat sind raffinierte oder hydrierte Öle extrem schlecht für den menschlichen Körper und verursachen viele gesundheitliche Probleme.

Die Paläo-Diät verwendet Öle in ihrem natürlichen Zustand. Die Öle werden nicht gebleicht oder chemischen Prozessen ausgesetzt, die sie schädlich machen. Die in der Paläo-Diät verwendeten Fette sind nicht nur sicher, sondern auch äußerst vorteilhaft für den Körper.

Da die Ernährung reich an Fleisch ist, erhalten Sie eine gute Portion tierische Fette in Ihrer Ernährung. Menschen, die eine Paläo-Diät einhalten, werden ermutigt, Grasfleisch zu essen, denn selbst die Lebensmittelhersteller, die ihr Vieh füttern, sind schädlich. Der Verzehr von Grasfleisch stellt sicher, dass keine negativen Auswirkungen auf Sie übertragen werden.

Tierische Fette sind vollkommen in Ordnung. Unsere Vorfahren aßen viel Fleisch und unser Körper hat sich im Laufe der Zeit weiterentwickelt, um Fleisch zu essen und mit tierischem Fett umzugehen. Seien Sie versichert, dass Ihr Cholesterinspiegel nicht in die Höhe schnellen wird. Studien haben gezeigt, dass diätetisches Cholesterin beim Menschen keinen hohen Cholesterinspiegel verursacht.

Die wahren Ursachen für einen hohen Cholesterinspiegel

Hydrierte Öle werden in den Regalen der Supermärkte verkauft. Ungesunde Fette in Keksen, Junk Food, Fast Food, etc. Diese sind es, die einen ungesunden Cholesterinspiegel verursachen. Keine Sorge, da die Paläo-Diät den Verzehr dieser schrecklichen Gegenstände nicht erlaubt, bist du sicher.

Kokosöl ist das bevorzugte Öl in der Paläo-Diät. So wie Olivenöl ein Grundnahrungsmittel in der mediterranen Ernährung ist, ist Kokosöl das Grundnahrungsmittel in der Paläo-Diät. Es enthält mehr als 90% gesättigte Fettsäuren und jedes Stück ist gut für Sie. Kokosöl ist bei Raumtemperatur stabil und kann zum Kochen verwendet werden.

Enthält Laurinsäure, die leicht verdaulich ist und zur Stärkung des Immunsystems beiträgt.

Ein weiteres gesundes Fett, das in der Paläo-Diät beobachtet wird, ist Olivenöl. Dies ist ein sehr gesundes Öl und hilft, die Omega-3- und Omega-6-Fettsäuren im Körper auszugleichen. Dadurch werden die Gelenke geschmiert und Entzündungen im Körper verhindert.

Butter und Ghee sind weitere Fette, die auch zur Zubereitung von Paläo-Gerichten verwendet werden. Viele Paddeldiäten rühren ihre Eier morgens mit geschmolzener Butter.

Butter ist kein reiner Paläozutat, aber sie hat viele gesundheitliche Vorteile. Wenn Sie also bereit sind, ein wenig locker zu sein, können Sie Butter in Ihre

Ernährung aufnehmen. Es hat viele Vorteile.

Dies sind nur einige der Fette in der Paläo-Diät. Es gibt auch andere Fette wie Avocadoöl, etc. Der Punkt, den Sie von diesem Artikel nehmen sollten, ist, dass die Fette in der Paläo-Diät vollkommen gesund sind.

Sie sollten sich mehr um normale Lebensmittel kümmern, die kommerziell verkauft werden. Diese sind die größten Schuldigen für die meisten gesundheitlichen Probleme der Gesellschaft in diesen Tagen. Vermeiden Sie diese ungesunden Produkte und gehen Sie ins Paläo. Es ist wirklich eine Veränderung des Lebens.

Die Paläo-Diät ist bekannt als die "Höhlenmensch"-Diät, weil sie im Grunde genommen die Diät ist, die man essen sollte. Die Ernährung des Paläo besteht hauptsächlich aus Fleisch, Fisch, Pute, Huhn, Obst, Gemüse und Nüssen.

Im Allgemeinen beseitigt Eating Paleo die negativen Aspekte der modernen Ernährung, wie Zucker, Transfette und Konservierungsmittel, während es den Körper mit Vitaminen, Mineralien, Proteinen und gesunden Fetten wie essentiellen Fettsäuren versorgt. So wichtig, wie dein Körper sie braucht! Verstehst du?

Nun, das ist eine grundlegende Zusammenfassung dessen, was die Paleo-Diät ist, im nächsten Teil werden wir uns ansehen, wie wir in den ökologischen Landbau gehen, und danach werden wir uns die von Paleo zugelassenen Lebensmittel ansehen.

Die Bedeutung von 100% Bio-Lebensmitteln

Zu einem informierten und gewissenhaften Verbraucher gehört es, sich der Lebensmittel, die man kauft, sowie ihrer Vor- und Nachteile für die Gesundheit bewusst zu sein, insbesondere wenn man darüber nachdenkt, die Paläo-Ernährungsweise anzuwenden.

In der Welt der gesunden Ernährung zirkulieren Schlagworte so oft, dass es schwierig ist, den Überblick zu behalten, was was und warum ist, und "organisch" ist sicherlich keine Ausnahme.

Wenn Sie in Ihren typischen täglichen Lebensmittelladen gehen, werden Sie höchstwahrscheinlich auf einige Gänge stoßen, die mit "gesunde Lebensmittel" oder "Bio-Gang" gekennzeichnet sind. Klingt ziemlich gut, nicht wahr?

Die Regale sind voll von Artikeln mit den Bezeichnungen "natürlich", "roh", "gekeimt" und "bio". Die Preise sind ein wenig hoch, aber das ist der Preis, den man für die Gesundheit zahlt, nicht wahr?

Der Begriff Bio bezieht sich auf die Art und Weise, wie landwirtschaftliche Produkte angebaut, angebaut, verarbeitet und verarbeitet werden. Die Verwendung von Naturdünger über Chemikalien und natürliche Insektizide über Kunststoffe sind zwei Möglichkeiten, wie Lebensmittel angebaut und verarbeitet werden können, um als organisch zu gelten. Fleisch, das als biologisch gilt, stammt von Tieren, die Bio-Lebensmittel erhalten haben und keine Antibiotika, Wachstumshormone oder Medikamente enthalten.

Kennzeichnung von Bio-Lebensmitteln

- 100% biologisch - komplett biologisch oder aus allen biologischen Zutaten hergestellt.
- Bio - mindestens 95% biologische Inhaltsstoffe
- Hergestellt aus biologischen Zutaten - 70% oder mehr biologische Zutaten

Es ist wichtig, den Wert des Kaufs eines bestimmten Artikels in einer Biosorte zu berücksichtigen. Nur weil die organischen Kosten höher sind, bedeutet das nicht unbedingt, dass es sich lohnt.

Organic.org hat eine Liste von Lebensmitteln, die sie das "schmutzige

Dutzend" nennen, die diejenigen enthalten, die den höchsten Pestizidgehalt haben und daher am besten biologisch gekauft werden. Es gibt auch eine Liste von einem Dutzend Lebensmitteln, die Sie anorganisch kaufen können ("weniger verunreinigt"). Dieser Leitfaden ist eine gute Referenz für Ihre Ausflüge zum Lebensmittelgeschäft.

> ### *Hinzufügen von Bio-Lebensmitteln zu Ihrer paläolithischen Ernährung*

Nun da Sie verstehen, was Bio bedeutet, was sind einige der Gründe, warum Sie anfangen sollten, Bio-Lebensmittel zu Ihrem Lebensmitteleinkauf hinzuzufügen, wenn Sie einer Paläo-Diät folgen?

- Nährstoffreicher - Vitamine, Mineralien, Antioxidantien, Flavonoide
- Sicherer - Keine Pestizide, in der Regel keine GVO.
- Rein - Keine Geschmacksverstärker, Konservierungsmittel, Konservierungsmittel, Verunreinigungen

Während viele argumentieren, dass der Preis von Bio-Lebensmitteln es unmöglich macht zu bezahlen, gibt es Möglichkeiten, es zu Ihrem Budget anzupassen.

- Einkaufen auf lokalen Bauernmärkten
- Werden Sie Mitglied in einer Bio-Genossenschaft
- Kaufen Sie direkt von den Landwirten
- Großhandel Einkauf

-   Züchte deine eigenen
-   Online-Shop

   Diejenigen, die Fans von Bio-Lebensmitteln sind, glauben, dass es gesünder und sicherer zu konsumieren ist als nicht-biologische Lebensmittel, wenn sie die Paläo-Diät befolgen. Auf der anderen Seite argumentieren einige, dass es keine Möglichkeit gibt, sicherzustellen, dass das, was Sie kaufen, wirklich biologisch ist, der Hauptfaktor ist der Konsum dieser überarbeiteten Lebensmittel.

Wenn du gesund sein willst..... Du musst das konsumieren.....

Lebensmittel, die Sie essen können: (wir werden das im Folgenden etwas ausführlicher behandeln)

- Butter
- Eier
- Fische und Schalentiere
- Frucht
- Kräuter und Gewürze
- Fleisch
- Natürliche Öle (Avocado, Kokosnuss, Oliven)
- Nüsse (Samen)
- Gemüse

> ***Lebensmittel, die Sie niemals essen sollten (oder***

Getreide, Körner, Körner (Gerste, Roggen, Weizen) - Enthält unter anderem Gluten. Das Vermeiden von Getreide bedeutet, kein Brot oder Nudeln zu essen.

Zucker (einschließlich Maissirup mit hohem Fruktosegehalt) - Keine Erfrischungsgetränke, Fruchtgetränke, Eis, Kuchen, Süßigkeiten usw. Zucker kann unter anderem die Gewichtszunahme fördern, Diabetes, Energiekollisionen und Blutdruckprobleme verursachen.

Hülsenfrüchte - Das bedeutet, dass es keine Bohnen oder Linsen gibt.

Molkerei - Halten Sie sich von allen fettarmen Milchprodukten fern. Wenn Sie keine Probleme bei der Verdauung von Milchprodukten haben, kann es in Ordnung sein, einige fettreiche Milchprodukte wie Vollmilch und bestimmte Käsesorten zu konsumieren, aber nur in kleinen Mengen.

Hydrierte Pflanzenöle (Raps, Mais, Baumwollsamen, Soja, Sonnenblumen, etc.) - Diese Öle verursachen gesundheitsschädliche Entzündungen und erinnern sich an die oben genannten essentiellen Fettsäuren? Eines der größten Probleme ist heute unsere unausgewogene Zufuhr von Omega-6-Fettsäuren im Vergleich zu Omega-3-Fettsäuren. Ein wichtiger Faktor für diese unausgewogene Zufuhr ist der hohe Gehalt an Omega-6-Fettsäuren in diesen Ölen.

Margarine - Margarine wurde als "gesunde" Alternative zur Butter geschaffen. Es stellte sich heraus, dass Butter die gesündeste Wahl ist. Die meisten Margarinen enthalten einen hohen Anteil an tödlichen Transfetten.

Künstliche Süßstoffe - Dinge wie Acesulfam-Kalium, Aspartam, Saccharin und Sucralose sollten in der Paläo-Diät vermieden werden.

Adipositas ist eine Epidemie und viele, viele Gesundheitsprobleme wurden mit Adipositas in Verbindung gebracht. Fettleibigkeit wurde mit einer Ernährung mit hohem Gehalt an verarbeiteten Lebensmitteln, hohem Gehalt an verarbeiteten Kohlenhydraten und übermäßiger Zufuhr von Zucker in Verbindung gebracht. Mögliche Gesundheitsprobleme sind Herzerkrankungen, Typ-2-Diabetes, Krebs und Schlaganfall.

Zugelassene Lebensmittel

Erinnern Sie sich an die obige Liste der zugelassenen Lebensmittel? Wir reden von Burgern, Steak, Schweinefleisch, Bison, Lamm, Ente, Pute, Huhn und mehr! Speck, Baby! Die Welt ist besser mit Speck!

Ich habe Gras gefüttert, wenn du kannst. Schließlich frustriert Fleisch mit vielen zugesetzten Chemikalien den Zweck der Paläo-Diät, nicht wahr?

Meeresfrüchte umfassen Fische wie Lachs, Forelle, Garnelen, eine Vielzahl von Meeresfrüchten, Schellfisch und vieles mehr.

Sie können viel Gemüse wie Karotten, Brokkoli, Grünkohl und Tomaten sowie Zwiebeln und Paprika essen.

Süßkartoffeln, Süßkartoffeln, Süßkartoffeln und Backkartoffeln stehen auf der Liste der von Paleo zugelassenen Lebensmittel. Dazu gehören auch Rüben.

Ja auch zu Eiern - hart gekocht, weich gekocht, gerührt, Tortilla (fügen Sie einfach einige dieser Gemüse und sogar einige von der Fleischliste hinzu, wenn es das ist, was Sie genießen.

Die Nüsse und zugelassenen Samen, die Sie essen können, sind Mandeln, Walnüsse, Sonnenblumenkerne, Kürbiskerne, Haselnüsse, Chiasamen und Macadamianüsse.

Wenn Sie nach Paleo gehen, können Sie eine Vielzahl von Früchten essen. In dieser Liste gibt es alle Arten von Beeren (Erdbeeren, Blaubeeren, Brombeeren, etc.), Äpfel, Orangen, Mangos und Birnen. Dazu gehört auch Avocados, eine fantastische Quelle für die Vitamine, Mineralien und gesunden Fette, die Ihr Körper benötigt.

Öle sind ein wichtiger Bestandteil der Paläo-Diät und beinhalten die oben genannten Oliven, Kokosnüsse und Avocados.

Schließlich haben wir unsere Kräuter und Gewürze. Hier gibt es für jeden etwas, um sein Essen aufzupeppen: Meersalz, Knoblauch, Kurkuma, Minze, Basilikum, Rosmarin und viele andere können Teil Ihrer täglichen Ernährung sein.

In der Paläo-Diät oder in der "Caveman"-Diät finden Sie leicht unterschiedliche zugelassene Lebensmittel. Einige werden Ihnen sagen, dass es in Ordnung ist, bestimmte Dinge in begrenzten Mengen zu konsumieren. Dazu gehören Rotwein (die Wissenschaft sagt, dass Rotwein eine Vielzahl von gesundheitlichen Vorteilen hat), heiße Schokolade mit dunkler Schokolade und bestimmte Teesorten, wie z.B. grüner Tee, der voll von starken Antioxidantien ist, die viele gesundheitliche Vorteile haben.

Hardcore-Paläo-Enthusiasten werden Ihnen sagen, dass Sie so oft wie möglich in den ökologischen Landbau gehen, nur Grasfleisch essen und nachhaltigen Wildfisch essen sollten. Wenn du das kannst, großartig, aber wenn du es nicht kannst, lass dich nicht davon abhalten.

Die Einhaltung der Paläo-Diät wird
Wunder für Sie tun, auch wenn Sie nicht
den ganzen Weg zum Bio-Hardcore gehen.
Tu, was du kannst.

Welche Übungen sollten während der paläolithischen Ernährung durchgeführt werden?

Bewegung und Ernährung gehen Hand in Hand. Wenn Sie den Paleo-Lebensstil annehmen wollen, sollten Sie unbedingt auch ein Trainingsprogramm in Betracht ziehen. Es muss nicht verrückt sein, wie ein Krafttraining von einem professionellen Bodybuilder oder das Training eines Spitzensportlers.

Tatsächlich, wenn alles, was du sammeln kannst, ein 30-minütiger Spaziergang pro Tag ist, ist das ein großes Problem. Eines der größten Probleme des modernen Lebens ist, wie sitzend wir heute sind. Viele Menschen sitzen den ganzen Tag an einem Schreibtisch und sitzen dann nachts auf der Couch, meist mit einem Smartphone, Tablett oder Laptop, und nehmen an Social Media Seiten teil.

Wenn du also eine halbe Stunde lang jeden Tag laufen kannst, gut für dich! Weiter so!

Wenn Sie ein wenig mehr wollen, aber einer dieser Menschen sind, mit denen Sie WIRKLICH kämpfen, um Ihr Training aufrechtzuerhalten, vergessen Sie die komplizierten Programme mit mehreren Übungen.

Beginnen Sie, indem Sie sich darauf konzentrieren, Übungen zur Gewohnheit zu machen, so dass sie Teil Ihrer Lebensroutine werden. Und der einfachste Weg, dies zu tun, besteht nicht nur darin, morgens als erstes zu trainieren, sondern auch, die Übungen unglaublich einfach zu gestalten.

Wie machst du es so einfach, dass du nie ein Training überspringst? Sachte! Sobald du aus dem Bett steigst, fang an zu trainieren! Dies kann so einfach sein wie eine Übung.

Hier sind einige Beispiele. (Siehe Demonstrationen von Übungen auf Youtube, wenn Sie sich nicht sicher sind)

Wenn Sie nicht 50 gerade Pausen machen können, machen Sie Pausen, wenn Sie müssen, und notieren Sie, wie lange es dauert, bis Sie die 50 abgeschlossen haben, und versuchen Sie, diesen Betrag beim nächsten Mal zu schlagen. Oder investiere es und tue es.

Das Körpergewicht wird für 7 Minuten

gedrungen, ruht sich aus, wenn nötig, und
hält fest, wie oft du hockst. Versuchen Sie
das nächste Mal, in diesen 7 Minuten
mehr zu tun.

Du könntest jeden Tag eine Woche lang
eine andere Übung machen und sie dann
wiederholen.

Vielleicht so:

✓ Montag: Hockendes Körpergewicht
✓ Dienstag: Push Ups
✓ Mittwoch: Burpees
✓ Donnerstag: Sprünge
✓ Freitag: mehr Sprünge
✓ Samstag: Springseil
✓ Sonntag: Sonntagsruhe

Passen Sie die Übungen an Ihre

Bedürfnisse an. Wenn Sie Knieprobleme haben oder stark übergewichtig oder aus der Form sind, sind Burpees und Sprünge möglicherweise nicht das Richtige für Sie. Das ist sehr gut. Mach normale Kniebeugen anstelle von Blasen. Mache regelmäßige Sprünge statt Sprünge.

Ist sie nicht stark genug für die Liegestütze? Mach es von den Knien aus. Oder mach es an einer Wand, mit den Füßen ein paar Meter entfernt, also musst du dich an die Wand lehnen.

Wenn Liegestütze zu einfach sind, machen Sie eine schwierigere Version, wie z.B. explosive Liegestütze, Gonorrhöe Liegestütze oder Spinnen Liegestütze.

Sobald Sie es für einige Wochen getan haben und die Übung morgens normal wird, können Sie beginnen, mehrere

Übungsroutinen zu machen.

Eine andere Möglichkeit wäre, einen Termin mit Ihnen selbst zu vereinbaren. Anstatt ein Training für Dienstag zu haben, solltest du am Dienstag um 18 Uhr einen Übungstermin mit dir selbst haben. Du wirst viel wahrscheinlicher sein, dass du diese Verpflichtung einhältst.

Ist die paläolithische Ernährung für meine Familie geeignet?

Wenn Sie jemand sind, der darüber nachdenkt, einen Paleo-Essensplan zu starten und möchte, dass die ganze Familie an dem Spaß teilnimmt, aber Sie wissen nicht, ob es das Richtige ist oder nicht, dann sind Sie nicht allein.

Diese Frage wurde schon oft gestellt und in diesem Kapitel werden wir versuchen, durch sie zu navigieren.

Erstens, bevor Sie sich an Ihre Familie wenden und versuchen, sie davon zu überzeugen, eine Paläo-Diät zu befolgen, gibt es ein paar Dinge, die Sie beachten sollten. Erstens, wie wir bereits gesagt haben, ist die Paläo-Diät keine einfache

Diät. Es gibt viele Einschränkungen wie z.B. den Verzicht auf Zucker, verarbeitete Lebensmittel, künstliche Zusatzstoffe, etc.

Zweitens ist es nicht nur eine Diät. Es ist alles eine Änderung des Lebensstils. Du wirst nicht in der Lage sein, zu einer Party oder einem Meeting zu gehen und zu essen, was du willst, weil es nicht viele Leute gibt, die das Essen nach den Anforderungen des Paläos zubereiten. Selbst Restaurants und teure Mahlzeiten; die Betriebe werden nicht in der Lage sein, paläographische Gerichte zuzubereiten. Das bedeutet im Grunde genommen, dass du dein eigenes Essen zu einer Party mitbringen musst.

Drittens sind die meisten Komfortnahrungsmittel von der Paläo-Diät ausgeschlossen, nur weil sie Zucker, Milchprodukte oder einige Zutaten enthalten, die in der Paläo-Diät nicht erlaubt sind.

Wie willst du also deinen Ehepartner und deine Kinder davon überzeugen, mit dem Essen ihrer Lieblingsspeisen aufzuhören und wie Höhlenmenschen zu essen?

Der Prozess selbst kann so aussehen, als ob Sie sich in einer UN-Konvention befinden, die versucht, Gegnerländer dazu zu bringen, ein multilaterales Abkommen zu unterzeichnen.

Der beste Weg, dies zu tun, wäre, es in Etappen zu tun. Versuchen Sie nicht, über Nacht von Null auf einen Heldenpaläo umzusteigen. Ja, es ist vorteilhaft und ja, es ist eine ausgezeichnete Idee.... aber du musst deiner Familie Zeit geben, sich anzupassen, anzupassen und anzupassen.

Im Anfangsstadium sollte man eine Mahlzeit zu einer Paläo-Mahlzeit machen. Könnte Frühstück sein. Entsorgen Sie zuckerhaltiges Getreide und Milch. Durch in Kokosöl gebratenen Speck, Rührei und ein Glas frischen Fruchtsaft ersetzen. Hol dir ein Rezeptbuch voller köstlicher Rezepte und versuche deine Familienmitglieder mit leckeren Paläo-Gerichten.

Der Schlüssel ist, ihnen das Gefühl zu geben, dass sie nicht auf leckeres Essen für eine Paläo-Diät verzichten. Ihre Aufregung und Ihr Interesse, so ansteckend sie auch sein mögen, reichen vielleicht nicht aus, um Ihre Familie davon zu überzeugen, sich aus der Wanne mit Macadamia-Nuss-Eis zu entfernen.

Versuchen Sie auch, nicht zu viel zu lehren und stehen Sie nicht auf einem Palast-Sockel und schütteln Sie den Kopf bei Ihren schlechten Essensauswahlen. Mach Toleranzübungen und stelle sie langsam an deine Seite.

Natürlich kann deine Familie sagen: "Ja! Lass uns die Paläo-Diät machen und heute Abend Kalbsleber essen".... sehr unwahrscheinlich, aber wenn das passiert, gut für dich.

Andernfalls befolgen Sie die obigen Anweisungen.

Es ist eine fantastische Idee, Ihre Familie auf die Paläo-Diät zu bringen, weil sie sehr gesund ist. Sie werden weniger anfällig für Fettleibigkeit, Allergien, Schmerzen und Beschwerden, etc. sein. Auf lange Sicht wird Ihre ganze Familie von der Paläo-Diät profitieren.

Deshalb lohnt es sich, ihn zu verfolgen und zu überzeugen. Haben Sie Toleranz oder Ihr Ehepartner kann sich von Ihnen scheiden lassen und Ihnen erlauben, das volle Sorgerecht für die Hühnerbeine und den Bisonschwanz zu haben, die glücklich im Gefrierschrank sitzen.

Der Schlüssel, um sie zu überzeugen, wird sein, ein exzellenter Koch zu werden. Investieren Sie in ein gutes Paläo-Rezeptbuch und perfektionieren Sie Ihre kulinarischen Fähigkeiten. Konzentriere dich auf die Desserts. Die meisten Menschen finden es extrem schwierig, mit dem Verzehr von süßen Lebensmitteln aufzuhören.

Verwenden Sie die Paläo-Diät nicht als Krücke zum Kochen unangenehmer Speisen. Es ist durchaus möglich, köstliche Paläo-Gerichte zuzubereiten. Sobald du das kannst, ist die Hälfte der

Schlacht gewonnen.

Arbeite an dir selbst und.... dann an deiner Familie. Es gibt viele Familien in der paläolithischen Ernährung. Dieses Ziel ist erreichbar.

Fazit

Herzlichen Glückwunsch zum Abschluss dieses Leitfadens zum Paläolithikum.

Du wirst überrascht sein zu erfahren, dass die meisten Menschen, die etwas anfangen, es nie abschließen. Wenn Sie so weit gekommen sind, sind Sie definitiv an der Ernährungsweise des Paleo und den damit verbundenen Vorteilen interessiert.

Das Beste, was Sie tun können, ist, die Genehmigung Ihres Arztes einzuholen und ein Paleo-Programm zu starten.

Nehmen Sie sich Zeit und machen Sie Fortschritte in Ihrem eigenen Tempo. Das ist kein Rennen. Je mehr du es tust, desto besser wirst du es tun und desto gesünder wirst du sein. Es ist alles eine Frage der Zeit und der Praxis.

In diesem letzten Teil werden wir die praktischen Schritte sehen, um ab heute einen Paleo-Lebensstil zu beginnen.

Verstehen Sie, was Sie tun und lassen sollten, um zu essen und was Sie nicht essen sollten:

- *Essen:* Nüsse, Gemüse, Obst, Eier, Bio- und Grasfleisch, gesunde Öle (Kokosnuss, Avocado, Oliven, etc.), Fisch und Meeresfrüchte.

- *Nicht essen:* Verarbeitete Lebensmittel, Milchprodukte (Butter, Joghurt, Käse, Milch), Getreidekörner, Hülsenfrüchte (Bohnen, Erbsen), Erdnüsse und Erdnussbutter, raffinierter Zucker, Kartoffeln, raffinierte Pflanzenöle, Süßigkeiten, künstliche Süßstoffe, stärkehaltiges Gemüse (Kartoffeln, Yamswurzel, etc.).

Tue es auf lange Sicht:

Dauerhafte Ergebnisse entstehen, wenn man sich dauerhaft an etwas klammert. Das bedeutet nicht, dass man ab und zu nicht eine Tasse Milch mit einem Oreo trinkt. Aber in eine Ernährungsumstellung mit der Mentalität einzusteigen, dass die Veränderungen dauerhaft und dauerhaft sind, ist der Schlüssel zum Erfolg.

Denkt daran, das ist kein Rennen. Es kann einige Zeit dauern, bis man sich merkt, welche Lebensmittel man einnehmen und welche man aufgeben soll.

Räum deine Küche auf:

Seien wir ehrlich. Die Keksschachtel in Ihrem Schrank wird eindeutig nicht in die Welt von Paleo fliegen. Aber wenn sie da sind, wirst du sie wahrscheinlich essen. Das Gleiche gilt für Butter, Erdnüsse, Kartoffeln. Um Versuchungen zu vermeiden, jedes Mal, wenn Sie die Schranktür öffnen, müssen Sie einige dieser Dinge wegwerfen. Gib es einem Nachbarn, einem Freund oder der lokalen Essensausgabe.

Stelle sicher, dass du seine Argumentation verstehst:

Wir lesen oft über eine neue Diät oder Bewegung und sind so aufgeregt, dass wir einfach nur eintauchen wollen, weil der

Name fantastisch klingt! Aber um unsere langfristige Motivation zu erhalten, ist es wichtig zu verstehen, warum Sie sich dafür entscheiden, etwas zu unternehmen.

Tauchen Sie im Paleo, weil Ihr Freund es getan hat, weil Sie sich besser fühlen wollen oder weil Sie abnehmen wollen? Was auch immer Ihre Argumentation ist, stellen Sie sicher, dass es eine ist, an die Sie wirklich glauben.

> ***Vergebung praktizieren***

Abgesehen davon, dass dies eine beeindruckende allgemeine Regel für das Leben ist, erinnert es uns daran, dass wir nicht perfekt sind. Von Zeit zu Zeit wollen wir vielleicht einen Leckerbissen (lesen Sie: etwas, das nicht auf Paleo's "eat"-Liste steht).

Einige Menschen dürfen von Zeit zu Zeit behandeln - manche tun dies planmäßig, andere, wenn das Leben die Dinge loswird. Bestrafen Sie sich trotz allem nicht für "Ausrutschen". Wir sind doch Menschen!

> ### *Mach deine Hausaufgaben*

Wenn du ein Restaurantjunkie bist und über die bloße Idee weinst, deinen Freitagabend-Spaß aufzugeben, warte eine Minute. Überprüfen Sie die Menüs der Orte, die Sie besuchen, und sehen Sie, wie Sie eine Auswahl an Lebensmitteln treffen können, die den "Anforderungen" des Paleo entsprechen. Oder, wenn es ein Gericht gibt, ohne das du nicht leben kannst, plane, in dem Restaurant, das es serviert, zu betrügen.

Die Entscheidung, ein gesünderes Leben zu führen, ist beeindruckend und bewundernswert, unabhängig davon, ob der Paleo am Ende die Route für Sie ist oder nicht. Indem wir die Nahrung aßen, die unsere Vorfahren aßen, anstatt unsere Mägen mit allem zu füllen, was sie trugen, können wir sicher sein, dass wir auf einem Weg zu einem gesünderen und glücklicheren Leben sind.

"Lass Essen deine Medizin sein und Medizin deine Nahrung."

- Hippokrates

Jetzt ja, ich wünsche dir das Beste für deine Ergebnisse, und denk daran, alles ist praktisch; Theorie ohne Handeln nützt dir nichts. Es bringt alles, was man lernt, in das wirkliche Leben.

Eine große Umarmung, deine Freundin, Jessy!

Übrigens, wenn Sie Ihre Ergebnisse nach und nach erreichen, empfehle ich Ihnen sehr, wenn Sie viel mehr über Methoden zum Abnehmen erfahren möchten, mein Buch "Wie man den CETOGENIC DIET OHNE AUFHÖREN ERZEUGEN kann", ist ein Buch, das Ihnen sicher viel auf dem Weg zu "guter Gesundheit" helfen wird. Ohne weiteres finden Sie es in der Amazon-Suchmaschine, wie: "wie man die ketogene Ernährung macht, ohne mit dem Essen aufzuhören" oder nach meinem Namen zu suchen, wie: "Jessy M. Brown"..... Ich wünsche Ihnen noch einmal viel Erfolg bei Ihren Ergebnissen!